Ruhelose Beine-Syndrom

Alles was du wissen musst

Dr. Sheila Harrison

Haftungsausschluss

Dieser Inhalt dient der allgemeinen Information über die Erkrankung und soll Sie in die Lage versetzen, bei Bedarf umgehend ärztliche Hilfe in Anspruch zu nehmen, um Komplikationen vorzubeugen. Es muss unbedingt betont werden, dass diese Informationen keinen Ersatz für die Konsultation eines qualifizierten Arztes darstellen. Der Bereich der medizinischen Wissenschaft entwickelt sich ständig weiter und aufgrund der Dynamik des medizinischen Wissens empfehlen wir, den Rat eines Experten einzuholen, wenn Sie auf Unstimmigkeiten stoßen oder beabsichtigen, auf der Grundlage der in diesem Inhalt enthaltenen Informationen Maßnahmen zu ergreifen. Missachten Sie niemals die professionelle medizinische Beratung und verzögern Sie niemals die Behandlung auf der Grundlage von Informationen, die Sie online, einschließlich dieses Materials, oder aus einer anderen Online-Quelle gelesen haben. Denken Sie immer daran, dass das Internet Sie nicht heilen kann. Heilung kommt vielmehr durch die Führung medizinischer Fachkräfte und die Vorsehung Gottes zustande.

Inhaltsverzeichnis

Einführung

Die als Ruhelose Beine-Syndrom (RBS) bekannte neurologische Störung, die durch ein überwältigendes Verlangen, die Beine zu bewegen, gekennzeichnet ist, ist eine mysteriöse und rätselhafte Krankheit, die sowohl medizinische Experten als auch diejenigen, die darunter leiden, vor ein Rätsel gestellt hat. Obwohl RBS der gebräuchlichste Name für diese Krankheit ist, ist Willis-Ekbom-Krankheit ein anderer Name dafür. Die historischen Beiträge zweier Mediziner – des englischen Arztes Sir Thomas Willis aus dem 17. Jahrhundert und des schwedischen Neurologen Karl-Axel Ekbom aus dem 20. Jahrhundert – sind für die Einführung dieses alternativen Wortes verantwortlich.

Warum wird das Ruhelose Beine-Syndrom (RBS) auch Willis-Ekbom-Krankheit genannt?

Einer der ersten, der die seltsamen Empfindungen und Beinbewegungen im Zusammenhang mit RBS beschrieb, war Sir Thomas Willis. In seinem Werk „De Anima Brutorum" von 1672 zeichnete er sorgfältig die Erfahrungen von Menschen auf, die ihre Beine als „unruhig" beschrieben und den überwältigenden Wunsch zum Ausdruck brachten, sie zu bewegen, um Beschwerden zu lindern. Zukünftige Forschungen zu diesem Zustand wurden durch seine scharfsinnigen Beobachtungen ermöglicht.

Karl-Axel Ekbom hingegen erzielte Mitte des 20. Jahrhunderts wichtige Fortschritte, indem er eine gründlichere klinische Beschreibung der Krankheit lieferte. Unser Wissen über RBS wurde durch die Studie von Ekbom erweitert, die auch wesentlich dazu beitrug, es von anderen neurologischen Erkrankungen zu unterscheiden.

Um die bahnbrechende Arbeit von Sir Thomas Willis und Karl-Axel Ekbom zu würdigen, erhielt RBS in Anerkennung ihrer wesentlichen Beiträge zur Erforschung dieser Krankheit den alternativen Begriff „Willis-Ekbom-Krankheit". Der Titel Willis-Ekbom-Krankheit würdigt die historische Geschichte und die fortlaufenden Beiträge dieser beiden bedeutenden Persönlichkeiten auf dem Gebiet der Neurologie, auch wenn RBS immer noch das am weitesten verbreitete Wort ist.

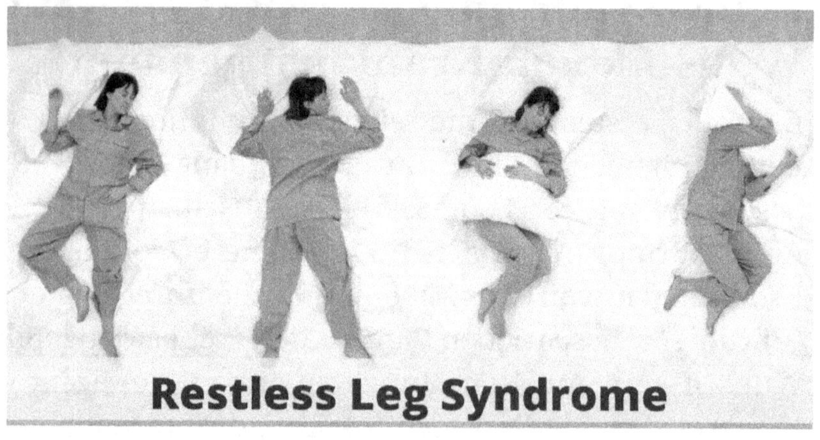

Abschnitt 1
Prävalenz und Auswirkungen von RBS

Millionen Menschen auf der ganzen Welt leiden unter dem sogenannten Ruhelose Beine-Syndrom. Trotz ihres scheinbar harmlosen Namens kann diese neurologische Erkrankung einen großen Einfluss auf den Alltag der Betroffen haben. Unerwarteterweise ist RBS weiter verbreitet, als man denkt, und seine Auswirkungen können schwerwiegend sein.

In der Allgemeinbevölkerung schwankt die Prävalenz des Ruhelose Beine-Syndroms (RBS) zwischen 5 und 15 %. Die Häufigkeit von RBS in verschiedenen Altersgruppen und Gemeinschaften wurde in einer Reihe von Studien und Umfragen dokumentiert. Menschen mit dieser Krankheit können aus unterschiedlichen Kulturen, Herkunftsländern und geografischen Regionen stammen. Es betrifft Menschen jeden Alters gleichermaßen und sollte daher sowohl Jung als auch Alt beunruhigen. RBS ist eine Erkrankung der Chancengleichheit, die Menschen jedes Geschlechts betrifft.

Man kann den Einfluss von RBS auf das tägliche Leben nicht hoch genug einschätzen. Der ständige Drang, die Beine zu bewegen, und die damit einhergehenden Schmerzen können in vielen Lebensbereichen zu Problemen führen, darunter am

Arbeitsplatz, in sozialen Interaktionen, beim Schlafen und im allgemeinen Wohlbefinden. Das Leben mit dieser neurologischen Erkrankung bringt seine eigenen Hindernisse mit sich.

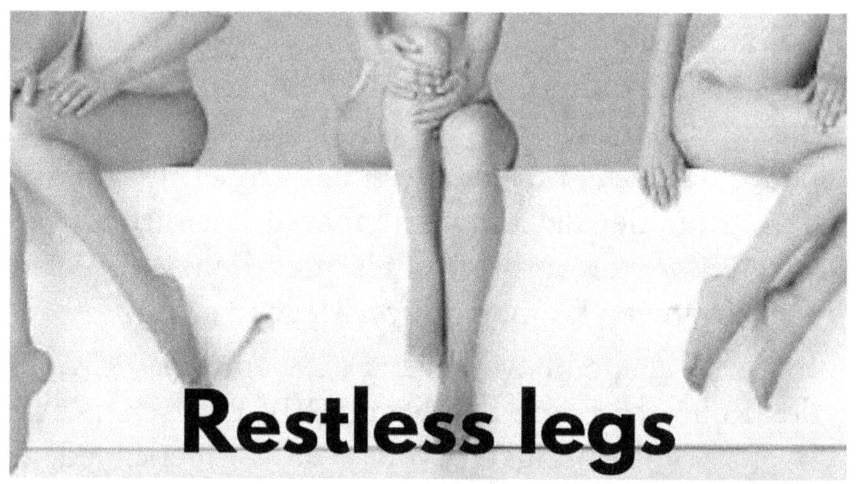

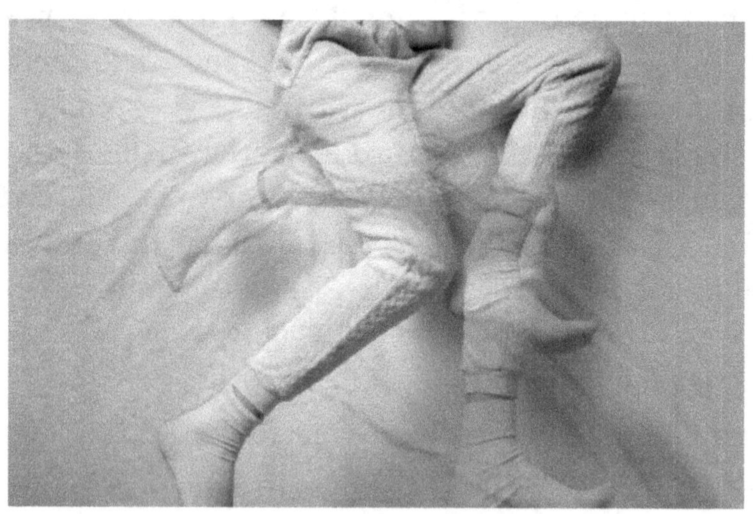

Sektion 2

Symptome von RBS

Eine genaue Diagnose hängt von einem gründlichen Verständnis der Symptome ab, die die Hauptindikatoren der Krankheit sind. Hier sind einige der Hauptsymptome:

- **Unwiderstehlicher Drang, die Beine zu bewegen:** Der ständige und nahezu unkontrollierbare Drang, die Beine zu bewegen, ist die Hauptursache für RBS. Das Kennzeichen der Erkrankung ist dieser Drang, der meist im Ruhezustand des Patienten auftritt, etwa im Sitzen oder Liegen. Es wird normalerweise als ein sehr schmerzhaftes und starkes Gefühl beschrieben, das Menschen dazu zwingt, ihre Beine zu bewegen, um Erleichterung zu finden.

- **Empfindungen in den Beinen:** Viele seltsame Gefühle in den Beinen sind ein weiteres Merkmal von RBS. Obwohl es schwierig sein kann, diese Gefühle zu beschreiben, werden häufig Wörter wie „Kriechen", „Kriechen", „Juckreiz" und „Kribbeln" verwendet. Sie verstärken den Schmerz und die Unruhe, unter der Menschen mit RBS leiden.

Auswirkungen und Erleben von Symptomen

Es ist wichtig zu bedenken, dass die RBS-Symptome je nach subjektivem Empfinden sehr unterschiedlich sein können und dass sich nicht jeder auf die gleiche Weise oder im gleichen Ausmaß fühlt. Das unstillbare Bedürfnis, die Beine zu bewegen, um diese Empfindungen zu lindern, ist jedoch ein charakteristisches Merkmal von RBS. Dieser Bewegungszwang ist ein Kennzeichen von RBS und unterscheidet es häufig von anderen Erkrankungen

- **Krabbel- oder Kriech Gefühle:** Menschen mit RBS sprechen häufig davon, dass sie das Gefühl haben, als würden Insekten auf oder direkt unter ihrer Haut krabbeln. Dieses Gefühl kann ziemlich verstörend und unangenehm sein.

- **Kribbeln oder elektrische Empfindungen:** Einige RBS-Betroffene beschreiben ihr Kribbeln als ähnlich einem elektrischen Strom, der durch ihre Beine fließt. Diese Gefühle können unangenehm und hart sein.

- **Juckreiz:** Eine der häufigsten Beschwerden von Menschen mit RBS ist Juckreiz in den Beinen. Selbst in Situationen, in denen keine offensichtliche Hautreizung vorliegt, kann dieser Juckreiz stark und anhaltend sein.

- **Schmerzender oder pochender Schmerz:** Es wird beschrieben, dass ein tiefer, schmerzender oder pochender Schmerz, der manchmal bei Patienten mit RBS auftritt, in den Beinen auftritt. Sowohl die Schwere als auch die intermittierende Natur dieser Beschwerden sind möglich.

- **Unruhe:** Der Begriff „unruhig" beim Ruhelose Beine-Syndrom ist durchaus passend. Einzelpersonen erleben oft eine ständige,quälende Beschwerden in den Beinen Dies macht es schwierig, still zu sitzen oder zu liegen, insbesondere abends und nachts.

Wenn sich eine Person in Ruhe befindet, beispielsweise im Sitzen oder Liegen, sind diese RBS-Gefühle normalerweise am stärksten spürbar und werden abends oder nachts meist schlimmer. Die Schmerzen können so stark sein, dass sie sie beim Einschlafen hindern, was zu anhaltenden Schlafstörungen einschließlich Schlaflosigkeit führen kann.

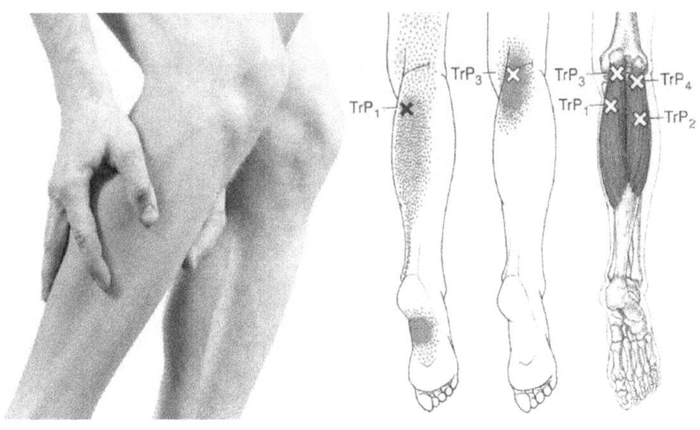

Sektion 3
Ursachen von RBS

Hauptursachen

Die als Ruhelose Beine-Syndrom (RBS) bekannte neurologische Störung hat zahlreiche komplexe Ursachen. Obwohl die spezifische Ursache von RBS nicht vollständig geklärt ist, hat die Forschung eine Reihe potenzieller Risikofaktoren identifiziert. Es ist wichtig, sich daran zu erinnern, dass jede der folgenden Ursachen zu RBS beitragen kann:

- **Genetik:** Da RBS eine erhebliche erbliche Komponente hat, kann es in Familien vorkommen. Bestimmte Genvariationen, von denen festgestellt wurde, dass sie die Anfälligkeit für RBS erhöhen, umfassen MEIS1, BTBD 9 und MAP2K5/SKOR 1. Es ist von entscheidender Bedeutung, die Auswirkungen zu verstehen, die die Genetik bei RBS hat, da sie das Risikobewusstsein schärfen und eine frühzeitige Erkennung und Behandlung von Personen fördern kann, bei denen die Störung in der Familiengeschichte vorkommt.

- **Dopamin-Ungleichgewicht:** RBS wurde mit Veränderungen im Dopaminspiegel, einem Neurotransmitter, im Gehirn in Verbindung gebracht. Da Dopamin ein wichtiger Neurotransmitter bei der Steuerung der Muskelaktivität ist, können Anomalien dieses Neurotransmitters eine Rolle bei der Entstehung von RBS-Symptomen spielen.

- **Eisenmangel:** Eine häufige sekundäre Ursache von RBS ist ein Eisenmangel. Ein unzureichender Eisenspiegel im Körper kann die Bildung und Funktion von Dopamin beeinträchtigen. Ein Eisenmangel muss erkannt und behandelt werden, wenn er auftritt, da eine Eisentherapie die RBS-Symptome häufig reduzieren oder beseitigen kann.

- **Schwangerschaft:** RBS kann sich entwickeln oder verschlimmern, während eine Frau schwanger ist. Bei schwangeren Frauen können hormonelle Schwankungen auftreten, die sich auf die Entwicklung von RBS-Symptomen auswirken, wie z. B. einen erhöhten Östrogenspiegel. Schwangere Frauen und medizinisches Fachpersonal sollten sich dieser Informationen bewusst sein, da die Behandlung von RBS während der Schwangerschaft möglicherweise eine andere Strategie erfordert.

**Sekundäre Ursachen von RBS**

Zahlreiche Folgeerkrankungen oder Umstände können potenziell das Ruhelose Beine-Syndrom verursachen oder verschlimmern. Für ein effektives Management ist es wichtig, diese sekundären Gründe zu verstehen:

- **Medikamenteninduzierte RBS:** Eine Reihe von Arzneimitteln wie Antipsychotika, Antiemetika und einige Antidepressiva werden mit dem Auftreten von RBS-Symptomen bei bestimmten Menschen in Verbindung gebracht. Es ist wichtig, sich der Möglichkeit eines medikamenteninduzierten RBS bewusst zu sein, da diese Symptome häufig durch eine Änderung oder Einstellung der Verschreibung gelindert werden.

- **Chronische Krankheit:** Periphere Neuropathie, Diabetes und Nierenerkrankungen sind Beispiele für chronische Krankheiten, die RBS verschlimmern können. Die Kontrolle dieser Grunderkrankungen ist notwendig, um die Symptome von RBS richtig zu kontrollieren.

- **Lebensstil und Umweltfaktoren:** RBS-Symptome können durch Lebensstil Entscheidungen wie Rauchen, Schlafmangel und übermäßigen Alkohol- oder Koffeinkonsum verschlimmert werden. Für Menschen mit RBS kann die Behandlung dieser Variablen ihre Lebensqualität erheblich verbessern.

Sektion 4
Diagnose des Ruhelose Beine-Syndroms (RBS)

Die Diagnose eines Ruhelose Beine-Syndroms ist für die Bereitstellung der richtigen Hilfe und Pflege von entscheidender Bedeutung. Eine gründliche Beurteilung besteht aus Folgendem:

- **Klinische Untersuchung:**Die Diagnose basiert meist auf einer klinischen Beurteilung. Mediziner führen eine ausführliche Anamnese durch, die Angaben zu Art und Zeitpunkt der RBS-Symptome enthält.

- **Körperliche Untersuchung:** Um andere mögliche Ursachen für Kniebeschwerden wie Neuropathie oder Durchblutungsstörungen auszuschließen, wird eine körperliche Untersuchung durchgeführt.

- **Die Internationale Restless-Legs-Skala (RBS):** Diese anerkannte Maßnahme hilft bei der Bestimmung des Ausmaßes der RBS-Symptome und wie sie sich auf die täglichen Aktivitäten einer Person auswirken.

- **Polysomnographie:** Um Schlafmuster zu beurteilen und andere Schlafstörungen wie periodische Störungen der Gliedmaßen Bewegung auszuschließen, kann unter bestimmten Umständen eine polysomnographische Schlafstudie durchgeführt werden.

- **Labortests:** Eisenmangel kann ein wesentlicher Faktor für RBS sein. Daher können Blutuntersuchungen durchgeführt werden, um den Eisenspiegel zu bestimmen.

- **Differenzialdiagnose:** Um RBS von Krankheiten zu unterscheiden, die seinen Symptomen ähneln, wie periodische Bewegungsstörungen der Gliedmaßen und nächtliche Beinkrämpfe, ist eine Differentialdiagnose unerlässlich.

Um ihnen die bestmöglichen Pflege- und Behandlungstechniken zu bieten, ist eine genaue Diagnose des RBS erforderlich. Dies wird ihnen helfen, die Kontrolle über ihr Leben zurückzugewinnen und die Auswirkungen der Krankheit zu mildern. Herz und Gehirn sind zwei weitere Bereiche, in denen das Ruhelose Beine-Syndrom Auswirkungen haben kann.Aus diesem Grund müssen Sie bei Auftreten der Symptome sofort einen Arzt aufsuchen.

Differentialdiagnose von RBS

Um das Ruhelose Beine-Syndrom (RBS) korrekt zu diagnostizieren, ist eine Differenzialdiagnose unerlässlich, da sie sicherstellt, dass andere Krankheiten, die ähnliche Symptome verursachen können, ausgeschlossen werden. Dies ist eine Zusammenfassung dieser Funktion:

- **RBS vs. nächtliche Beinkrämpfe:** RBS-Symptome können gelegentlich mit nächtlichen Beinkrämpfen verwechselt werden. Beinkrämpfe hingegen sind in der Regel nicht mit den typischen RBS-Gefühlen identisch; Stattdessen handelt es sich meist um plötzliche, starke und schmerzhafte Muskelkrämpfe.

- **RBS vs. periodische Extremitätenbewegungen Störung (PLMD):**PLMD, eine weitere Bewegungsstörung im Zusammenhang mit dem Schlaf, ist durch unwillkürliche, sich wiederholende Beinbewegungen im Schlaf gekennzeichnet. Obwohl PLMD und RBS gleichzeitig auftreten können, handelt es sich um zwei verschiedene Krankheiten. Während PLMD Bewegungen der Gliedmaßen während des Schlafs umfasst, ohne dass ein bewusstes Bewegungsbedürfnis besteht, besteht bei RBS überwiegend das Bedürfnis, die Beine im Wachzustand zu bewegen.

Abschnitt 5
Behandlung und Management

Um die Lebensqualität von RBS-Betroffenen zu verbessern, ist eine wirksame Behandlung der Erkrankung erforderlich. In diesem Abschnitt werden verschiedene Behandlungsformen untersucht:

Nicht Medizinisch Ansätze

Nicht-medizinische Strategien sind häufig die erste Behandlungslinie für RBS und umfassen:

- **Änderungen des Lebensstils:** Dies kann einen Verzicht oder einen geringeren Konsum von Alkohol und Koffein erfordern, da diese SRBStanzen die Symptome verschlimmern können. Außerdem ist es wichtig, einen regelmäßigen Schlafrhythmus einzuhalten und einen gemütlichen Schlafplatz einzurichten.

- **Übung:**Gehen und andere Übungen mittlerer Intensität sind Beispiele für regelmäßige körperliche Aktivität, die dazu beitragen können, die RBS-Symptome zu lindern, indem sie die Durchblutung und das allgemeine Wohlbefinden verbessern. Aber achten Sie darauf, es nicht zu übertreiben.

- **Schlafhygiene:**Zu einer guten Schlafhygiene gehört es, eine schlaf freundliche Umgebung zu schaffen, die

Bildschirmzeit vor dem Schlafengehen zu verkürzen und dafür zu sorgen, dass das Schlafzimmer ruhig, kalt und dunkel ist.

- **Eisenergänzung:** Um diese zugrunde liegende Ursache zu behandeln, können Eisenpräparate für Menschen mit Eisenmangel empfohlen werden.

Die Bedeutung dieser nichtmedizinischen Strategien kann nicht hoch genug eingeschätzt werden, da sie die Auswirkungen von RBS auf das tägliche Leben deutlich reduzieren können.

Medizinische Ansätze

Wenn nicht-Medizinisch A Wenn die Ansätze unzureichend sind oder die Symptome schwerwiegend sind, können Gesundheitsdienstleister Medikamente verschreiben. Zu den gängigen Medikamenten gegen RBS gehören:

- **Dopaminere Wirkstoffe:** RBS-Symptome können durch Medikamente, die den Dopaminspiegel im Gehirn verändern, wie Ropinirol und Pramipexol, gelindert werden.

- **Opioide:** Opioide können bei schwerem RBS verabreicht werden, werden aber aufgrund der Möglichkeit von Nebenwirkungen und Abhängigkeit normalerweise nur als letztes Mittel eingesetzt.

- **Antikonvulsiva:** Es wurde festgestellt, dass einige Antikonvulsiva wie Gabapentin bei der Behandlung von RBS-Symptomen nützlich sind.

Da jeder anders auf Medikamente reagiert, sind individuelle Behandlungsstrategien unerlässlich. Es ist eine sorgfältige Abwägung der Vor- und Nachteile sowie der Nebenwirkungen erforderlich.

Alternativ- und Komplementärmedizin

Alternativ- und Komplementärmedizin kann herkömmliche Behandlungen ergänzen und umfassen:

- **Akupunktur:** Bei der alten Akupunkturpraxis werden winzige Nadeln in bestimmten Körperstellen eingeführt, um die Symptome zu lindern. Akupunktursitzungen können bei manchen RBS-Patienten Linderung verschaffen.

- **Massage:** Eine leichte Beinmassage kann die Entspannung fördern und eine vorübergehende Linderung der RBS-Symptome bewirken

- **Kognitive Verhaltenstherapie (CBT):**Für Menschen mit RBS kann es schwierig sein, mit den psychologischen und emotionalen Auswirkungen ihrer Erkrankung umzugehen, etwa Sorgen und

Schlafstörungen. CBT-Ansätze können helfen.

Diese Behandlungen sollten an die Bedürfnisse und Vorlieben jedes Patienten angepasst werden und werden am besten unter der Aufsicht lizenzierter Fachkräfte durchgeführt.

Es gibt jedoch auch viele Missverständnisse hinsichtlich nicht-traditioneller Ansätze zur Behandlung des Ruhelose Beine-Syndroms. Alle Hausmittel sollten gründlich erforscht werden, bevor sie einer auf wissenschaftlichen Erkenntnissen basierenden Therapie vorgezogen werden.

Zusammenfassend lässt sich sagen, dass die Behandlung von RBS ein komplexer Prozess ist, der eine Differenzialdiagnose erfordert, um es von anderen ähnlichen Krankheiten zu unterscheiden.

Der Eckpfeiler der Behandlung sind nicht-pharmakologische Methoden wie Bewegung, Schlafhygiene und Änderungen des Lebensstils. Bei Bedarf können medikamentöse Interventionen und ergänzende Therapien die Symptome lindern und den Lebensstandard von Menschen mit RBS verbessern. Es sind maßgeschneiderte Therapiepläne erforderlich, die die unterschiedlichen Anforderungen und Reaktionen jedes Patienten berücksichtigen.

Abschnitt 6

RBS-Schmerz und medikamenteninduziertes RBS

In diesem Abschnitt werden die Schmerzen untersucht, unter denen manche Menschen mit dem Ruhelose Beine-Syndrom (RBS) leiden, sowie die Frage, wie bestimmte Medikamente RBS-Symptome verursachen oder verschlimmern können.

Schmerzen beim Ruhelose Beine-Syndrom

Zu den Symptomen des Ruhelose Beine-Syndroms gehören meist schmerzhafte Empfindungen und ein überwältigender Drang, die Beine zu bewegen. Aber ein weiterer wichtiger Aspekt der RBS-Erfahrung könnte auch Unbehagen mit sich bringen. RBS-bedingte Schmerzen können in ihrer Intensität von leichtem Unbehagen bis hin zu quälendem Leiden reichen.

- **Leichte Beschwerden:** Viele RBS-Betroffene beschreiben den Schmerz als eine anhaltende Belästigung, die einem Juckreiz oder einem lästigen Gefühl ähnelt. Obwohl es normalerweise nicht schwerwiegend ist, kann es andauernd sein, was es schwierig macht, sich zu entspannen und Komfort zu finden.

- **Schmerzen und Pochen:** Bei manchen Menschen kann es zu stärkeren Schmerzen kommen, die dazu führen, dass die Beine schmerzen und pochen. Das kann für Menschen ziemlich beunruhigend sein, besonders nachts, wenn sie versuchen einzuschlafen.

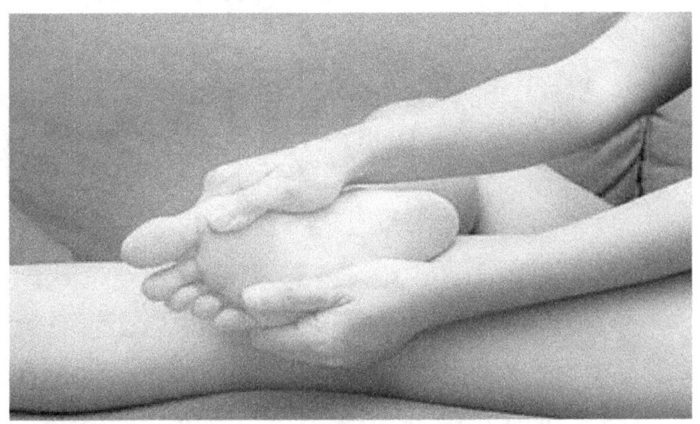

- **Brennen und Stechen:** RBS-Schmerzen können in extremeren Situationen ein brennendes oder prickelndes Gefühl haben. Diese Art von Schmerz kann deprimierend und schwer zu kontrollieren sein.

Sowohl medizinisches Fachpersonal als auch RBS-Betroffene müssen die Art der Schmerzen verstehen, die die Erkrankung verursacht. Es ermöglicht eine genauere Diagnose von Erkrankungen und die Erstellung spezieller Behandlungspläne, die Leiden lindern und die Lebensqualität verbessern.

Medikamenteninduziertes RBS

RBS-Symptome stehen im Zusammenhang mit dem Einsetzen oder der Verschlimmerung bestimmter Medikamente. Das Hauptthema dieses Unterabschnitts ist die Art und Weise, wie bestimmte Medikamente, wie Antipsychotika, Antiemetika und Antidepressiva, RBS verursachen oder verschlimmern können.

- **Antipsychotika:** Es gibt Hinweise darauf, dass bestimmte Antipsychotika, insbesondere solche der früheren Generation, mit RBS-Symptomen in Verbindung stehen. Für diejenigen, die eine antipsychotische Therapie für Krankheiten wie bipolare Störung oder Schizophrenie benötigen, kann dies eine herausfordernde Situation sein, da die Kontrolle der RBS-Symptome für ihre allgemeine Gesundheit von entscheidender Bedeutung ist.

- **Medikamente gegen Übelkeit:**RBS-Symptome können durch verschiedene Medikamente gegen Übelkeit verschlimmert werden, insbesondere solche, die das dopaminerge System beeinflussen. Diese Medikamente werden häufig bei Beschwerden wie Chemotherapie oder schwangerschaftsbedingter Übelkeit verabreicht.

- **Antidepressiva:** Es wurde beobachtet, dass bestimmte Antidepressiva, insbesondere selektive Serotonin-Wiederaufnahmehemmer (SSRIs), RBS-Symptome verschlimmern oder sogar verursachen können. Für diejenigen, die sowohl an Depressionen als auch an RBS leiden, stellt dies ein Problem dar, da sie ihre Therapiealternativen sorgfältig abwägen müssen.

Um fundierte Behandlungsentscheidungen treffen zu können, muss man in der Lage sein, medikamenteninduzierte RBS zu erkennen. In solchen Situationen müssen Mediziner möglicherweise nach anderen Medikamenten oder Behandlungsmethoden suchen, um das zugrunde liegende Problem zu beheben und gleichzeitig die Auswirkungen auf die RBS-Symptome zu verringern.

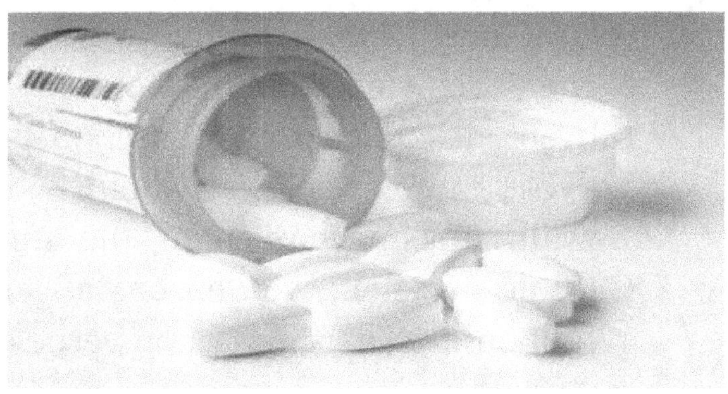

Abschnitt 7

Bewältigungsmechanismen und Unterstützung

In diesem Abschnitt werden Bewältigungsmechanismen beschrieben und die psychologischen und emotionalen Elemente von RBS hervorgehoben. Es zeigt auch, wie wichtig es ist, Unterstützungssysteme einzurichten.

Umgang mit RBS

Die Auseinandersetzung mit den emotionalen und psychologischen Auswirkungen, die RBS auf Menschen haben kann, ist Teil der Bewältigung der Krankheit. Die chronische Natur von RBS kann Ärger, Sorgen und sogar Melancholie hervorrufen. Es kann auch den Schlaf und die täglichen Aktivitäten beeinträchtigen.

- **Emotionale Wirkung:** RBS kann emotionale Erschöpfung verursachen. Seine Schwierigkeiten können dazu führen, dass sich die Menschen gereizt, nervös und sogar allein fühlen. Bewältigungsmechanismen, die auf diese Gefühle abzielen, werden das allgemeine Wohlbefinden der Menschen verbessern.

- **Psychologische Auswirkungen:**Durch RBS verursachte Schlafstörungen können Müdigkeit und kognitive Schwierigkeiten hervorgerufen werden. Bewältigungsstrategien müssen die psychologischen Auswirkungen berücksichtigen und den Schwerpunkt auf Belastbarkeit und psychische Gesundheit legen.

- **Alltag:** Einzelpersonen können die Auswirkungen von RBS auf ihre Alltagsroutinen kontrollieren, indem sie praktische Bewältigungsstrategien anwenden. Dies umfasst Methoden zum Schlafmanagement, zur Interaktion mit Menschen und zum Arbeiten.

Support-Netzwerke

Bei der Behandlung von RBS ist es wichtig, sich Hilfe zu holen. In diesem Teil wird betont, wie wichtig es ist, Unterstützung von medizinischem Fachpersonal, Selbsthilfegruppen und Internet-Communities zu erhalten.

- **Gesundheitsdienstleister:** Neurologen und Schlafspezialisten gehören zu den medizinischen

Fachkräften, die Ratschläge, Diagnosen und Behandlungsmöglichkeiten bieten können. Für eine effiziente Verwaltung ist der Aufbau eines zuverlässigen Gesundheitsteams erforderlich.

- **Selbsthilfegruppen:** Die Teilnahme an RBS-Selbsthilfegruppen kann sehr hilfreich sein. Indem diese Organisationen den Menschen ein Forum bieten, in dem sie ihre Erfahrungen, Bewältigungsmechanismen und Erkenntnisse diskutieren können, fördern sie Verständnis und ein Gemeinschaftsgefühl.

- **Online-Communitys:** Über Online-RBS-Foren und -Communities können Menschen mit anderen interagieren, Fragen stellen und wichtige Daten und Ressourcen erhalten.

Sektion 8
Die Aussichten für RBS-Studien

Die Forschung zu RBS könnte in Zukunft zu erheblichen Fortschritten in unserem Wissen über die Erkrankung und unserer Fähigkeit zur Behandlung dieser Erkrankung führen. Ziel dieser Forschung ist es, mehr über die Ursachen von RBS, mögliche Heilmittel und die Entwicklung wirksamerer Medikamente zu erfahren. Das Gebiet der RBS-Forschung verändert sich ständig, wobei laufende Studien, genetische Untersuchungen und ein besseres Verständnis der zugrunde liegenden Mechanismen von RBS eine wichtige Rolle spielen. Es ist wichtig, diese Veränderungen zu überwachen, da sie Einfluss darauf haben könnten, wie RBS in Zukunft diagnostiziert und behandelt wird. Forschungsrichtungen bestehen aus:

- **Genetik und Biomarker:** Wichtige neue Informationen zur Entstehung von RBS könnten aus laufenden Studien zu den genetischen Komponenten stammen, die mit der Störung verbunden sind. Das Auffinden von Biomarkern kann die Diagnose verbessern und zu einer spezialisierten Behandlung führen.

- **Neurologische Mechanismen:** Die Entdeckung neuartiger Therapeutika für

RBS erfordert eine klare Kenntnis der der Erkrankung zugrunde liegenden Lernmechanismen. Studien untersuchen die Funktionen von Neurotransmittern, insbesondere Dopamin, und wie die Symptome von RBS damit zusammenhängen.

- **Pharmakologische Innovationen:**Ein beträchtlicher Teil der RBS-Forschung konzentriert sich auf die Untersuchung neuartiger Arzneimittel und Therapiemodalitäten. Forscher suchen nach modernen Medikamenten und Behandlungen, die möglicherweise eine wirksamere Linderung der Symptome bewirken könnten.

- **Nicht-pharmakologische Interventionen:** Darüber hinaus untersuchen Studien die Wirksamkeit nicht-pharmakologischer Behandlungen wie Akupunktur, Änderungen des Lebensstils und kognitive Verhaltenstherapie (CBT). Diese Methoden gelten als praktikable ergänzende Techniken zur Behandlung von RBS.

Abschnitt 9

Abschluss

Zusammenfassend lässt sich sagen, dass das Ruhelose Beine-Syndrom (RBS) eine komplizierte neurologische Erkrankung ist, die sich unterschiedlich auf Menschen auswirkt. Sowohl für medizinisches Fachpersonal als auch für RBS-Patienten ist es von entscheidender Bedeutung, RBS-Schmerzen und medikamenteninduziertes RBS zu verstehen. Die Schmerzen können bei RBS-Patienten von mäßigem Unbehagen bis hin zu stärkerem Elend reichen, und bestimmte Medikamente können RBS-Symptome verursachen oder verschlimmern, was zu besonderen Schwierigkeiten führt.

Die Suche nach praktikablen Bewältigungsmechanismen für den Alltag und die Berücksichtigung der emotionalen und psychologischen Auswirkungen von RBS sind Schlüsselkomponenten zur Bewältigung der Krankheit. Ein effektives RBS-Management wird durch Unterstützungsnetzwerke, zu denen medizinisches Fachpersonal, Selbsthilfegruppen und Online-Communities gehören, erheblich unterstützt.

Da derzeit Studien zur Genetik, neurologischen Ursachen, neuartigen Arzneimitteln und nicht-pharmakologischen Therapien durchgeführt werden, scheint die Zukunft der RBS-Forschung vielversprechend. Diese Entwicklungen könnten zu einer besseren RBS-Diagnose und -Therapie führen, was letztendlich die Auswirkungen der Erkrankung auf die Lebensqualität der Betroffenen verbessern würde.

Abschnitt 10
FAQs zum Ruhelose Beine-Syndrom (RBS)

Beeinflusst Diabetes das RBS?

Die Auswirkungen von Diabetes auf die Blutgefäß- und Nervenfunktion können sich auf das RBS auswirken. Ein erhöhter Blutzuckerspiegel könnte die Symptome von RBS verschlimmern. Eine verbesserte RBS-Kontrolle kann durch die Diabetesbehandlung, einschließlich Ernährung, Bewegung und Medikamenten, erreicht werden.

Gibt es einen Zusammenhang zwischen einem hohen Cholesterinspiegel und RBS?

Ein hoher Cholesterinspiegel verursacht zwar nicht direkt RBS, kann aber die Symptome verschlimmern. Cholesterin-Plaques in den Blutgefäßen können die Durchblutung beeinträchtigen und möglicherweise die RBS-Beschwerden verstärken. Eine gesunde Ernährung, Bewegung und die Kontrolle des Cholesterinspiegels können das RBS-Management unterstützen.

Welchen Einfluss hat die Leber auf RBS?

Lebererkrankungen wie Eisenüberladung oder Leberzirrhose können aufgrund ihrer Auswirkungen auf die Eisenregulation zu RBS führen. Die Behandlung von Leberproblemen und die Überwachung des Eisenspiegels sind für die Behandlung von RBS-Symptomen unerlässlich. Für eine umfassende Versorgung ist die Zusammenarbeit mit einem Gesundheitsdienstleister von entscheidender Bedeutung.

Können Nierenprobleme das RBS verschlimmern?

Nierenprobleme können den Eisenhaushalt im Körper stören und RBS möglicherweise verschlimmern. Personen mit Nierenproblemen sollten eng mit Gesundheitsdienstleistern zusammenarbeiten, um ihre Nierengesundheit zu überwachen und den Eisenspiegel zu überwachen. Die Behandlung dieser Faktoren kann zur Linderung der RBS-Symptome beitragen.

Beeinflusst RBS die Knochengesundheit?

RBS selbst wirkt sich nicht direkt auf die Knochengesundheit aus, aber die dadurch verursachten Schlafstörungen können zu chronischer Müdigkeit führen. Längere Müdigkeit kann sich im Laufe der Zeit indirekt auf die Knochengesundheit auswirken. Eine ausgewogene Ernährung, regelmäßige Bewegung und eine gute Schlafhygiene können dazu beitragen, diese Auswirkungen abzumildern und das allgemeine Wohlbefinden zu unterstützen.

Welche Verbindung besteht zwischen RBS und dem Herzen?

RBS wurde mit einem erhöhten Risiko für Herz-Kreislauf-Probleme in Verbindung gebracht, möglicherweise aufgrund seiner Auswirkungen auf die Schlafqualität und -muster. Die Behandlung von RBS und die Behandlung von Schlafstörungen sind wichtig für die Unterstützung der Herzgesundheit. Änderungen des Lebensstils und die Zusammenarbeit mit Gesundheitsdienstleistern sind Schlüsselkomponenten eines herzgesunden Ansatzes für Menschen mit RBS.

www.ingramcontent.com/pod-product-compliance
Lightning Source LLC
Chambersburg PA
CBHW060906260726
48661CB00008B/3492